Este diario está destinado únicamente para fines de desarrollo personal y educativos.
No sustituye la atención profesional en salud mental ni la terapia.
Si estás atravesando un momento de angustia emocional significativa, te recomendamos buscar ayuda de un profesional de salud mental con licencia.

Impreso en los Estados Unidos de América

Primera edición, 2025

ISBN: 979-8-9990778-1-3

Sobre el autor

Ernesto Felipe-Cuervo (Ernie Felipe) es Consejero de Salud Mental Licenciado (Licensed Mental Health Counselor), con títulos avanzados en biología (M.S. en Biología Celular) y educación (M.S. en Consejería de Salud Mental). Se especializa en regulación emocional, ansiedad, trauma, dinámicas familiares, relaciones interpersonales, recuperación y manejo de la ira. Además, Ernesto cuenta con formación en tratamiento del trauma, Rapid Resolution Therapy y Terapia de Aceptación y Compromiso (ACT).

Además de su práctica privada, Ernesto ofrece coaching a personas de todas las edades, ayudándoles a transformar los desafíos de la vida en oportunidades de crecimiento mediante la autocompasión y acciones guiadas por sus valores. Su enfoque de coaching también se basa en formación especializada en el desarrollo de funciones ejecutivas, incluyendo el manejo del tiempo, la organización y el comportamiento orientado a metas. Antes de dedicarse por completo a su práctica privada, Ernesto trabajó por más de 12 años como Director de Consejería Escolar en una escuela privada en Miami, donde apoyó a estudiantes, padres y docentes en retos emocionales y educativos. También ha liderado talleres sobre comunicación, crianza y dinámicas familiares para iglesias, organizaciones locales e internacionales.

Índice de Contenidos

Bienvenida

Bienvenido(a) a tu Viaje de Empoderamiento de 30 Días, una herramienta práctica y transformadora diseñada para ayudarte a aprovechar el poder de tus funciones ejecutivas y desenvolverte en la vida diaria con mayor enfoque, constancia y tranquilidad. Ya sea que estés manejando el TDAH, tengas dificultades para mantener hábitos o simplemente busques una vida más organizada e intencional, este viaje está aquí para apoyarte en cada paso del camino.

Esto no se trata de perfección ni de rutinas rígidas que se apliquen por igual a todos. Se trata de comprender tu cerebro único, adoptar hábitos pequeños y sostenibles, y construir sistemas personales que se alineen con tu forma de pensar y funcionar. No tienes que luchar contra ti mismo(a). El objetivo es trabajar a favor de tu mente—reconociendo y aprovechando tus fortalezas, mientras abordas con amabilidad los desafíos que puedas enfrentar.

En el centro de este viaje están las funciones ejecutivas—los procesos mentales que nos ayudan a gestionar el tiempo, mantenernos organizados, regular los impulsos y adaptarnos a situaciones cambiantes. Para muchas personas, especialmente aquellas con TDAH, estas funciones pueden ser difíciles de fortalecer. Pero eso no significa que sea imposible. Al igual que cualquier otra habilidad, con práctica e intención, puedes desarrollar y perfeccionar estas funciones para que trabajen contigo, no en tu contra.

Durante los próximos 30 días, participarás en una serie de ejercicios simples pero poderosos, con preguntas y reflexiones diseñadas para ayudarte a fortalecer gradualmente estas habilidades esenciales. La clave aquí es consistencia por encima de perfección—pequeños pasos diarios generan un progreso significativo. A medida que avances en este viaje, irás adquiriendo herramientas para mejorar tu enfoque, cumplimiento de objetivos, manejo del tiempo, regulación emocional y mucho más.

Este viaje trata sobre el crecimiento, la autocompasión y el empoderamiento. Se trata de reconocer dónde te encuentras en este momento, sin juicio, y comprometerte con el progreso, por pequeño que sea. La verdad es que el camino hacia una mejor autodisciplina no es una línea recta, pero cada pequeño esfuerzo se acumula en un cambio duradero. Y a medida que mejoras estas habilidades, notarás que la vida se vuelve más manejable, satisfactoria y alineada con tu verdadero potencial.

Así que respira profundo, pasa la página y comencemos. Ya estás en el camino correcto.

Introducción

🛠 ¿Qué Son las Habilidades Ejecutivas?

Existen varias habilidades clave de las funciones ejecutivas, y cada una juega un papel único en cómo planeamos, comenzamos y completamos tareas. Estas incluyen la inhibición de respuestas, la memoria de trabajo, la regulación emocional, la atención sostenida, la iniciación de tareas, la planificación y priorización, la organización, la gestión del tiempo, la persistencia orientada a metas, la flexibilidad y la metacognición.

Piensa en ellas como un conjunto de herramientas: algunas pueden estar afiladas y ser confiables, mientras que otras están oxidadas o son más difíciles de usar cuando las necesitas. El perfil de cada persona es diferente — y eso está perfectamente bien. Cada uno tiene fortalezas únicas y áreas en las que puede tener más dificultades, y esa variedad es parte de lo que nos hace humanos.

El objetivo no es dominar todas estas habilidades de la noche a la mañana ni compararte con los demás. Más bien, se trata de tomar conciencia de dónde sobresales y dónde podrías necesitar apoyo, para que puedas hacer cambios positivos e intencionales. Este viaje se trata de crecimiento, no de perfección, y cada paso adelante te acerca a convertirte en una versión más empoderada de ti mismo(a)—una que trabaja con tus habilidades y desafíos naturales para prosperar.

🔍 Habilidades Clave que Afectan la Disciplina Diaria

Tres habilidades clave son la inhibición, que te ayuda a pausar antes de actuar; la memoria de trabajo, que te permite retener y usar información al mismo tiempo; y la regulación emocional, que te ayuda a manejar la frustración sin desconectarte. Si estas áreas te resultan difíciles, no es por falta de esfuerzo. Es señal de que tu cerebro necesita más apoyo para mantenerse enfocado y tranquilo bajo presión.

📌 Enfoque, Comenzar y Seguir Adelante

La atención sostenida te permite mantenerte enfocado, especialmente en tareas que no son naturalmente interesantes. La iniciación de tareas es la habilidad que te ayuda a empezar algo sin demoras interminables — incluso cuando es difícil. La planificación y priorización implican establecer metas y decidir qué es lo más importante, especialmente cuando el tiempo o la energía son limitados. Sin estas habilidades, es fácil sentirse disperso o abrumado por las responsabilidades que compiten por tu atención. Pero estas habilidades pueden desarrollarse con práctica, especialmente cuando se abordan en pasos pequeños y manejables.

📋 Organización y Tiempo

La organización y el manejo del tiempo son habilidades ejecutivas clave en la vida diaria. Te permiten seguir el ritmo de tus tareas, objetos y compromisos. Cuando estas habilidades fallan, es común olvidar cosas, perder citas o subestimar cuánto tiempo lleva algo. Pero con rutinas, recordatorios visuales y sistemas de apoyo, puedes reducir la carga mental. La clave no es forzarte a funcionar como otros, sino crear estrategias que funcionen con tu forma de pensar.

🍎 Persistencia y Progreso

La persistencia orientada a metas te ayuda a perseverar en algo, incluso cuando no es fácil o no es gratificante a corto plazo. Esta habilidad es especialmente importante para la autodisciplina, ya que te mantiene avanzando a pesar de los reveses o la Frustración . Algunas personas tienen más desarrollado el impulso interno, mientras que otras necesitan más estructura externa o aliento. Ambos enfoques son válidos; lo que importa es aprender qué tipo de apoyo necesitas para mantenerte consistente. Este enfoque te ayudará a mantenerte alienedao y enfocado en tus metas diaria, hasta poco a poco alcanzar tus metas a largo plazo.

⬛ Adaptarse y Reflexionar

La flexibilidad y la metacognición completan el conjunto de herramientas que facilitan la autodisciplina. La flexibilidad te permite adaptarte cuando los planes cambian — clave para la resiliencia y la resolución de problemas. La metacognición es la capacidad de observar tu propio pensamiento y preguntarte: "¿Qué funciona? ¿Qué no? ¿Qué puedo hacer distinto?" Son habilidades avanzadas, pero se fortalecen con reflexión y autoconciencia — justo lo que este diario busca cultivar.

👤 Tu Cerebro, Tu Plan

Es importante recordar que cada persona tiene un perfil diferente de funciones ejecutivas. Algunas personas pueden tener habilidades de planificación fuertes pero luchar con la regulación emocional. Otras pueden encontrar fácil comenzar, pero les cuesta mantenerse organizadas o gestionar el tiempo. Esto no te hace incapaz ni vago como a lo mejor has escuchado — solo significa que tu camino hacia la autodisciplina debe ser personalizado para ti. Cuanto más entiendas como funciona tu mente, más eficazmente podrás apoyarla con estrategias que trabajan para ti.

✎ Cómo Te Ayuda Este Diario

- A lo largo de este diario, reflexionarás sobre tus hábitos, harás un seguimiento de tu progreso y explorarás lo qué te ayuda a mantenerte enfocado y comprometido.
- Te Animarás a notar pequeñas victorias, celebrar el esfuerzo y construir hábitos sostenibles en lugar de perseguir resultados perfectos.
- Aprenderás a desarolloar curiosidad por tus habilidades innatas trabajar con tus fortalezas y apoyar suavemente tus desafíos — no a ignorarlos ni a juzgarlos.

Tal vez este diario no sea para todos. Puede que no sea para ti, aunque este sistema suele ser de gran ayuda para quienes ya están cansados de ser etiquetados como vagos o distraídos. Es especialmente útil para aquellos que han comenzado a reconocer sus talentos y virtudes únicos, que solo ellos poseen, y que pueden llevarlos a lograr lo que quieren. Todo cambia cuando ganan conciencia de esos recursos internos y aprenden a usarlos de manera más efectiva y alineada con lo que realmente los impulsa.

🚀 Avanzando

Esto no es el final; es solo el comienzo de un viaje de autoconocimiento y autocuidado, donde el propósito es único y personal para ti, basado en el progreso y el aprendizaje, no en la perfección. La autodisciplina no se trata de control, sino de reconectar con lo que realmente importa y crear un espacio donde puedas avanzar con confianza. Significa experimentar, ser amable contigo mismo y entender que el progreso nunca es una línea recta. Estás construyendo una base sólida que respalda tus metas, tus valores y tu bienestar. Este diario será tu compañero, guiándote paso a paso, de manera intencional y alcanzable."

Nota: Para apoyar tu trabajo en este diario, hemos incluido un cuestionario al final basado en comportamientos comunes que ayudan o dificultan la autodisciplina a través de las habilidades ejecutivas. No es una herramienta diagnóstica, sino una guía para ayudarte a enfocar tus esfuerzos durante los próximos 30 días.

Te deseo un viaje gratificante de descubrimiento y crecimiento. 🌱

DIA I

Autoconocimiento

● **Habilidad de Enfoque: Metacognición**

"Conocerte a ti mismo es el principio de toda sabiduría." – Aristóteles

👤⬛ **Identificación de Comportamientos Improductivos:**
¿Cuáles son los desafíos de autoconocimiento que más tiendes a confrontar?

....

....

....

🔍 **Sugerencia de Comportamientos a Señalar:**

- Observa un hábito en el momento (por ejemplo, morderte las uñas, desconectarte, evitar una situación)
- Identifica qué desencadena tu procrastinación o distracción
- Haz una pausa y pregúntate, "¿Qué estoy haciendo y por qué?"
- Observa los cambios en tu estado de ánimo o energía a lo largo del día

⬛ **Mi Comportamiento a Señalar para Hoy**

....

⬛ **Actividad Sugerida (3 Pasos)**

- Haz una pausa a mitad de una tarea y pregúntate: "¿Qué estoy sintiendo? ¿Qué estoy haciendo?"
- Anota un hábito o pensamiento que notaste hoy y que no te ayuda.
- Escribe un pensamiento o respuesta más útil para reemplazarlo.

■ Sistema de Evaluación

Califícate según la percepción obtenida:

● Verde (Percepción Clara): Noté un patrón y lo anoté.
● Amarillo (Algo de Percepción): Pausé, pero tuve dificultad para nombrar el comportamiento.
● Rojo (Sin Percepción): No me detuve a reflexionar hoy.

🛇 Reflexión:

¿Qué me sorprendió sobre mi comportamiento hoy?¿Qué aprendí sobre mí mismo al observar mi comportamiento hoy?¿Qué patrones noté en mis pensamientos o acciones que podrían estar afectando mi progreso?

....

....

....

....

....

DIA 2

DATE: / /

Conciencia del Tiempo

🗨 **Habilidad de Enfoque: Manejo del Tiempo**

"El tiempo es lo que más queremos, pero lo que peor usamos." – William Penn

🧍⬛ **Identificación de Comportamientos Improductivos:**

¿Qué comportamientos de distorsión del tiempo se aplican a ti?

....

....

....

🔍 **Sugerencia de Comportamientos a Señalar:**

- Estimar el tiempo necesario para tareas comunes (como revisar correos, prepararse, etc.).
- Ser consciente de cuán a menudo miro el reloj o evitar olvidar mirarlo.
- Poner recordatorios antes de una transición para evaluar cuán útiles serían.
- Escribir cuánto creo que tomará una tarea y compararlo con el tiempo real.

⬛ **Mi Comportamiento a Señalar para Hoy**

....

⬛ **Actividad Sugerida (3 Pasos)**
- Elige una tarea y estima cuánto tiempo tomará.
- Configura un temporizador (alarma) y registra el tiempo real.
- Compara tu estimación con la realidad y escribe la diferencia.

■ Sistema de Evaluación

Califícate según la percepción obtenida:

● Verde (Percepción Clara del Tiempo): Estimé con precisión cuánto tardaría y reconocí un patrón en mi cálculo.
● Amarillo (Percepción Parcial del Tiempo): Hice una pausa para estimar, pero tuve dificultades para ajustar mi percepción al tiempo real.
● Rojo (Sin Percepción del Tiempo): No me detuve a reflexionar sobre el tiempo que me tomaría la tarea.

♀ Reflexión:

¿Qué factores alteraron mi estimación de tiempo?¿Hubo algo que me distrajo o desvió mi atención?¿Subestimé el tiempo necesario para completar la tarea?

DIA 3

La Línea de Salida

🗨 **Habilidad de Enfoque: Iniciación de Tarea**

"No tienes que ser grande para empezar, pero tienes que empezar para ser grande." – Zig Ziglar

👤⬛ **Identificación de Comportamientos Improductivos:**

Elige un hábito que te impide comenzar las tareas.

....

....

....

🔍 **Sugerencia de Comportamientos a Señalar:**

- Evitar una tarea porque parece demasiado grande o poco clara.
- Sobrepensar el primer paso.
- Esperar el "momento perfecto" o las condiciones ideales.
- Quedarse atascado en la preparación en lugar de pasar a la acción.

⬛ **Mi Comportamiento a Señalar para Hoy**

....

⬛ **Actividad Sugerida (3 Pasos)**

- Elige una tarea que has estado evitando (revisar correos, hacer ejercicio, escribir, etc.).
- Desglósala al paso más pequeño posible (por ejemplo, abrir el documento, ponerte los zapatos).
- Haz solo el primer paso y considérelo como una victoria — bonus si sigues adelante.

■ Sistema de Evaluación

Califícate según la percepción obtenida:

● Verde (Percepción Clara): Inicié la tarea y di el primer paso, luego lo anoté.
● Amarillo (Algo de Percepción): Pausé antes de comenzar, pero me costó identificar el primer paso.
● Rojo (Sin Percepción): No me detuve a reflexionar ni a comenzar la tarea hoy.

♀ Reflexión:

Hoy, di el primer paso hacia _____. Lo que me ayudó a comenzar fue _____. La próxima vez, recordaré que _____.
¿Qué otro pequeño paso puedo dar la próxima vez para seguir avanzando sin dudar?

....

....

....

....

....

DIA 4

Finalizando lo pendiente

🗨 Habilidad de Enfoque: Finalización de la Tarea

"Siempre parece imposible hasta que se hace." – Nelson Mandela

👤⬛ Identificación de Comportamientos Improductivos:

Elige un hábito que sientes que te impide terminar lo que empiezas

....

....

....

🔍 Sugerencia de Comportamientos a Señalar:

- Dejar las tareas a medio terminar cuando se pierde el impulso.
- Distraerse con nuevas ideas o responsabilidades.
- Buscar la perfección y nunca sentirse que se ha "terminado".
- Evitar el paso final por miedo al juicio o al resultado.

⬛ Mi Comportamiento a Señalar para Hoy

....

⬛ Actividad Sugerida (3 Pasos)

- Elige una tarea pequeña que hayas empezado pero no terminado.
- Pon un temporizador de 10 a 15 minutos y concéntrate solo en completar lo que queda.
- Cuando termine el temporizador, márcalo como completado—hecho es mejor que perfecto.

◼ Sistema de Evaluación

Califícate según la percepción obtenida:

● Verde (Tarea Completada con Éxito): Completé la tarea en el tiempo estipulado y marqué mi logro.
● Amarillo (Progreso Parcial): Trabajé en la tarea, pero no la terminé del todo. Sin embargo, avancé.
● Rojo (Sin Progreso): No pude concentrarme ni completar la tarea, y no hice ningún intento.

💡 Reflexión:

Hoy terminé _____, y lo que me ayudó a completarlo fue _____. La próxima vez que me sienta atascado, me recordaré que _____.
¿Qué puede ayudarme a empezar más rápido la próxima vez?

....

....

....

....

....

DIA 5

Aceptando la Incomodidad

🗨 **Habilidad de Enfoque: Regulación Emocional**

"La incomodidad es el precio de entrada a una vida con sentido." – Susan David

🧍⬛ **Identificación de Comportamientos Improductivos:**

¿Qué incomodidad sueles evitar (emocional, social, física) ?

....

....

....

🔍 **Sugerencia de Comportamientos a Señalar:**

- Quedarte con una tarea aburrida por más 5 minutos.
- Evitar participar en una conversación difícil.
- Contemplar un sentimiento abrumador sin adormecerlo (por ejemplo, evitar revisar tu teléfono por miedo a noticias malas).
- Postponer identificar la emoción que está impulsando tu procrastinación hoy.

⬛ **Mi Comportamiento a Señalar para Hoy**

....

⬛ **Actividad Sugerida (3 Pasos)**

- Nombrar la emoción cuando aparezca la incomodidad (por ejemplo, "Me siento frustrado").
- Poner un temporizador de 5 minutos y continuar con la tarea sin parar.
- Evaluar y reflexionar brevemente sobre lo que notaste (emociones, sensasiones y pensamientos, sin juzgarlos, solo describiendolos.

■ Sistema de Evaluación

Califícate según la percepción obtenida:

● Verde (Tarea Completada con Éxito): Completé la tarea en el tiempo estipulado y marqué mi logro.

● Amarillo (Progreso Parcial): Trabajé en la tarea, pero no la terminé del todo. Sin embargo, avancé.

● Rojo (Sin Progreso): No pude concentrarme ni completar la tarea, y no hice ningún intento.

♀ Reflexión:

"Cuando me sentí _____, elegí quedarme. Lo que noté durante esos 5 minutos fue _____. La próxima vez, quiero recordar _____."

DIA 6

Impulsos vs. Acciones

● **Habilidad de Enfoque: Control del Impulso**

«Entre el estímulo y la respuesta, hay un espacio... y en ese espacio está nuestro poder para elegir.» – Viktor Frankl

👤■ **Identificación de Comportamientos Improductivos:**

¿Qué impulso quieres aprender a manejar mejor?

....

....

....

🔍 **Sugerencia de Comportamientos a Señalar:**

- Pausar antes de revisar el teléfono.
- Evitar soltar comentarios impulsivos en las conversaciones.
- Resistir las compras en línea o decisiones impulsivas.
- Retrasar un antojo o snack para probar tu reacción.
- Esperar 5 segundos antes de reaccionar a un detonante.

■ **Mi Comportamiento a Señalar para Hoy**

....

■ **Actividad Sugerida (3 Pasos)**

- Pausa y nota el impulso. Antes de reaccionar, tómate un momento para identificarlo o dite a ti mismo: "Quiero _____."
- Practica la atención plena con el anclaje sensorial 5-4-3-2-1, la respiración de anclaje (inhala, mantén, exhala y mantén por 7-4-11 segundos cada fase), una breve meditación o un escaneo corporal.
- Elige una respuesta diferente. En lugar de actuar por impulso, responde de manera nueva e intencional

■ Sistema de Evaluación

Califícate según la percepción obtenida:

● Verde (Redirigí el impulso): Pausé y tomé una mejor decisión.
● Amarillo (Parcialmente consciente): Noté el impulso tarde, pero reflexioné.
● Rojo (Respuesta automática): Actué sin darme cuenta.

💡 Reflexión:

¿Qué notaste cuando pausaste, nombraste el impulso y elegiste una respuesta diferente en lugar de reaccionar automáticamente? ¿Cómo cambió tu sentir o pensamiento? ¿Qué aprendiste sobre ti mismo en ese momento?

DIA 7

Revision Semanal

🗨 **Habilidad de Enfoque: Auto-monitoreo**

«El éxito es la suma de pequeños esfuerzos, repetidos día tras día.» – Robert Collier

🧍⬛ **Identificación de Comportamientos Improductivos:**

¿Qué hábito o área necesita más auto observación?

....

....

🔍 **Sugerencia de Comportamientos a Señalar:**

- Buscar patrones en el estado de ánimo, motivación o concentración.
- Llevar un registro de la frecuencia con que se cumple un hábito pequeño.
- Prestar atención al lenguaje (por ejemplo, "Nunca lo hago bien").
- Notar la tendencia a enfocarse solo en lo negativo.

◼ **Mi Comportamiento a Señalar para Hoy**

....

◼ **Actividad Sugerida (3 Pasos)**

- Revisar las entradas del diario de los días 1 a 6.
- Escribir una cosa que aprendiste y un pequeño logro.
- Establecer una intención para los próximos 7 días.

■ Sistema de Evaluación

Califícate según la percepción obtenida:

● Verde (Claridad + Plan): Identifiqué logros y establecí una meta.
● Amarillo (Parcial): Leí por encima pero no profundicé.
● Rojo (Lo omití): No revisé ni reflexioné.

♀ Reflexión:

¿Cuál fue un tema que noté esta semana? ¿En qué puedo mejorar para la próxima semana? ¿Qué me dio aliento esta semana?

....

....

....

....

....

DIA 8

Ganando Momento

🗨 **Habilidad de Enfoque: Motivación**

"Un viaje de mil millas comienza con un solo paso." – Lao Tzu

👤⬛ **Identificación de Comportamientos Improductivos:**

¿Qué te impide reconocer tu progreso?

....

....

🔍 **Sugerencia de Comportamientos a Señalar:**

- Registrar la finalización de una tarea pequeña hoy.
- Reconocer incluso los esfuerzos mínimos (por ejemplo, comenzar, intentarlo de nuevo).
- Evitar compararte con otras personas.
- Practicar decir: "Esto fue suficiente por hoy".

⬛ **Mi Comportamiento a Señalar para Hoy**

....

⬛ **Actividad Sugerida (3 Pasos)**

- Lista 3 pequeños logros de esta semana (¡el esfuerzo cuenta!).
- Elige uno y describe por qué es importante.
- Recompénsate (por ejemplo, toma un descanso, escucha música, date una palmadita en la espalda y expresa gratitud por el logro diario.

■ Sistema de Evaluación

Califícate según la percepción obtenida:

● Verde (Nombrado y Celebrado): Me sentí bien con mis logros.
● Amarillo (Lo escribí pero lo minimicé): Los anoté, pero no los sentí significativos.
● Rojo (Lo omití): No pude identificar ningún logro.

♀ Reflexión:

¿Cómo se sintió enfocarte en el esfuerzo en lugar del resultado? ¿Qué descubriste sobre ti al valorar tu constancia diaria? ¿Qué pequeña acción te dio más energía de la esperada?

....

....

....

....

....

....

DIA 9

Mente Estratégica

🗨 Habilidad de Enfoque: Planificación

Una meta sin un plan es solo un deseo. – Antoine de Saint-Exupéry

👤⬛ Identificación de Comportamientos Improductivos:

¿Cuál es tu mayor desafío con la planificación?

....

....

🔍 Sugerencia de Comportamientos a Señalar:

- Dejar de sobrecargarme de tareas y enfocarme solo en tres prioridades.
- Evitar sentirme abrumado/a por tareas grandes, dividiéndolas en pasos pequeños.
- Romper el hábito de quedarme atrapado/a sin acción, usando la planificación "Si-Entonces" (por ejemplo, "Si me siento atascado/a, entonces ___").
- Dejar de planificar todo el proyecto de una vez, concentrándome solo en el siguiente paso.

⬛ Mi Comportamiento a Señalar para Hoy

....

⬛ Actividad Sugerida (3 Pasos)

- Elige una tarea que hayas estado evitando.
- Divídela en 3 pasos pequeños (de menos de 10 minutos cada uno).
- Programa un paso para hoy.

■ Sistema de Evaluación

Califícate según la percepción obtenida:

:

● Verde (Planifiqué y lo hice): Hice y seguí un microplan.
● Amarillo (Planifiqué pero no actué): Planifiqué pero evité la tarea.
● Rojo (No planifiqué): Omití desglosar la tarea.

♥ Reflexión:

¿Qué me ayudó o me bloqueó para seguir mi plan? ¿En qué momento perdí o gané impulso? ¿Qué puedo hacer diferente la próxima vez?

....

....

....

....

....

DIA 10

Menos Reguero, Menos Desespero

🗨 **Habilidad de Enfoque: Organización**

"No puedes alcanzar nada nuevo si tus manos aún están llenas del desorden de ayer." – Louise Smith

🧍⬛ **Identificación de Comportamientos Improductivos:**

¿Cuál área de tu entorno podría necesitar ayuda?

....

....

....

🔍 **Sugerencia de Comportamientos a Señalar:**

- Limpiar el desorden visual del espacio de trabajo
- Organizar una carpeta digital o las pestañas del navegador
- Añadir un ancla visual, como una lista de verificación o una nota adhesiva
- Preparar con anticipación lo esencial para el día siguiente (por ejemplo, llaves, ropa)

⬛ **Mi Comportamiento a Señalar para Hoy**

....

⬛ **Actividad Sugerida (3 Pasos)**

- Elige un espacio pequeño (esquina del escritorio, bolso, escritorio) para reorganizar.
- Quita 3 cosas que no pertenecen.
- Añade 1 señal visual que ayude a mantener el enfoque y el orden (post-it, lista de tareas, temporizador, un archivo).

■ Sistema de Evaluación

Califícate según la percepción obtenida:

:

● Verde (Limpié + Añadí Señales): Hice un cambio y sentí la diferencia.
● Amarillo (Solo Limpié): Ordené pero no añadí herramientas de enfoque.
● Rojo (Sin Cambio): No ajusté mi espacio.

♥ Reflexión:

¿Qué entorno me ayuda a concentrarme mejor? ¿Qué lugar me inspira a enfocarme?
¿Dónde rindo más y con menos distracciones?

....

....

....

....

....

DIA 11

Fortaleza En La Flexibilidad

🗩 Habilidad de Enfoque: Flexibilidad Cognitiva

"La caña que se dobla con el viento es más fuerte que el roble que se quiebra en la tormenta." — Proverbio chino

👤⬛ Identificación de Comportamientos Improductivos:

¿Qué hace que el cambio o la imprevisibilidad sean difíciles?

....

....

....

🔍 Sugerencia de Comportamientos a Señalar:

- Adaptarse con calma cuando cambien los planes.
- Transitar entre tareas con más facilidad y apertura.
- Ajustar las rutinas sin dificultad cuando sea necesario.
- Mantener la mente abierta ante lo inesperado.
- Aceptar el cambio como parte del proceso.

⬛ Mi Comportamiento a Señalar para Hoy

....

⬛ Actividad Sugerida (3 Pasos)

- Piensa en una cosa hoy que podría no salir según lo planeado.
- Elige un plan B o una respuesta flexible con anticipación.
- Si ocurre un cambio, pausa y prueba el nuevo plan.

■ Sistema de Evaluación

Califícate según la percepción obtenida:

● Verde (Me adapté con facilidad): Ajusté y seguí adelante.
● Amarillo (Me costó pero intenté): Resistí, pero traté de ser flexible.
● Rojo (Me bloqueé): Me sentí atrapado y no me ajusté.

♀ Reflexión:

¿Qué ayudó o dificultó mi capacidad de adaptarme? ¿Cómo reaccioné ante la incertidumbre? ¿Qué aprendí sobre mí mismo en este proceso?

DIA 12

Lo Más Importante

💬 Habilidad de Enfoque: Priorizando:

"La clave no es priorizar lo que está en tu agenda, sino agendar tus prioridades." – Stephen R. Covey

🧍⬛ Identificación de Comportamientos Improductivos:

¿Qué dificulta saber qué hacer primero?

....

....

....

🔍 Sugerencia de Comportamientos a Señalar:

- Tratar todo como si fuera urgente.
- Evitar las tareas más difíciles, aunque sean más importantes.
- Saltar entre tareas según el estado de ánimo, no según su impacto.
- Cuesta decir "no" y terminar con demasiadas cosas por hacer.
- Distraerse fácilmente y perder el enfoque.

⬛ Mi Comportamiento a Señalar para Hoy

....

⬛ Actividad Sugerida (3 Pasos)

- Escribe 3 cosas que sientas que debes hacer hoy.
- Circula la que tendría el mayor impacto si la haces.
- Haz esa primera o bloquea tiempo en tu calendario para ella.

■ Sistema de Evaluación

Califícate según la percepción obtenida:

● Verde (Enfocado): Elegí una prioridad principal y actué en ella.
● Amarillo (Planeé pero en manera dispersa): Escogí una prioridad pero no la seguí.
● Rojo (Disperso): No escogí ni actué en una prioridad clara.

♀ Reflexión:

¿Qué me ayudó (o dificultó) a enfocarme en lo que importa hoy? ¿Dónde puse mi energía realmente? ¿Perdí tiempo en algo innecesario?

....

....

....

....

....

DIA 13

Anclajes de Enfoque

🗨 Habilidad de Enfoque: Atencion Sostenida

"Donde va tu atención, fluye tu energía." — Tony Robbins

👤⬛ Identificación de Comportamientos Improductivos:

¿Qué es lo que más suele distraerme?

....

....

🔍 Sugerencia de Comportamientos a Señalar:

• Cambiar de tarea constantemente.
• Trabajar en un ambiente lleno de distracciones.
• Olvidar lo que se estaba haciendo en medio de una tarea.
• Comenzar el día sin un plan claro.
• Intentar hacer varias cosas a la vez en lugar de enfocarse en una sola.

⬛ Mi Comportamiento a Señalar para Hoy

⬛ Actividad Sugerida (3 Pasos)

• Elige una tarea en la que quieras mantener la concentración.
• Usa un "anclaje de enfoque" como un temporizador, música o una lista de verificación.
• Cuando te distraigas, vuelve suavemente a la tarea usando tu anclaje.

■ Sistema de Evaluación

Calífícate según la percepción obtenida:

- ● Verde (Me mantuve enfocado/a): Usé un anclaje y mantuve la concentración.
- ● Amarillo (Me distraje pero volví): Me desvié, pero logré redirigirme.
- ● Rojo (Distraído/a constantemente): No pude mantenerme en la tarea.

♀ Reflexión:

¿Qué anclaje me ayudó más? ¿Cuándo noté que me mantenía enfocado(a)? ¿Cómo puedo hacerlo más accesible la próxima vez?

....

....

....

....

....

DIA 14

Revisión Semanal

🗨 Habilidad de Enfoque: Autoconciencia

"Estudia el pasado si quieres definir el futuro." — Confucio

🧍⬛ Identificación de Comportamientos Improductivos:

¿Qué hábitos de reflexión necesito desarrollar?

....

....

🔍 Sugerencia de Comportamientos a Señalar:

- Saltarse la autorreflexión y repetir patrones.
- Juzgarse a uno mismo en lugar de tener curiosidad.
- Olvidar lo que funcionó en días anteriores.
- Apresurarse sin tomarse el tiempo para aprender de los tropiezos.
- Enfocarse en lo que no se hizo, en lugar de lo que sí se logró.

⬛ Mi Comportamiento a Señalar para Hoy

....

⬛ Actividad Sugerida (3 Pasos)

- Revisa los días 8 al 13 y marca lo que funcionó.
- Identifica un área que aún necesita trabajo.
- Escribe una pregunta amable y curiosa para explorar la próxima semana.

■ Sistema de Evaluación

Califícate según la percepción obtenida:

- ● Verde (Lo planifiqué y lo hice): Hice un microplan y lo seguí.
- ● Amarillo (Lo planifiqué pero no actué): Hice un plan, pero evité la tarea.
- ● Rojo (No lo planifiqué): Omití desglosar la tarea.

💡 Reflexión:

¿Cómo puedo afrontar la próxima semana con más intención? ¿Qué pequeño cambio podría marcar la mayor diferencia? ¿Dónde me sentí más alineado —o desalineado— con mis valores esta semana, y cómo puede eso guiar mis próximos pasos?

DIA 15

Hacer O No Hacer?

● **Habilidad de Enfoque: Decision Making**

"El riesgo de una decisión equivocada es preferible al terror de la indecisión."
– Maimónides

👤⬛ **Identificación de Comportamientos Improductivos:**

¿Qué me hace difícil tomar decisiones?

....

....

....

🔍 **Sugerencia de Comportamientos a Señalar:**

- Quedarse atrapado pensando demasiado en las opciones.
- Tener miedo de tomar la decisión equivocada.
- Evitar tomar decisiones por no estar seguro del resultado.
- Retrasar la acción esperando la opción "perfecta".
- Dudar de las decisiones ya tomadas.

⬛ **Mi Comportamiento a Señalar para Hoy**

....

⬛ **Actividad Sugerida (3 Pasos)**

- Identifica una decisión que hayas estado posponiendo (grande o pequeña).
- Escribe 2-3 pros y contras de cada opción.
- Elige una opción y comprométete con ella, aunque tengas dudas.

■ Sistema de Evaluación

Califícate según la percepción obtenida:

● Verde (Decidí): Tomé una decisión y me mantuve firme.
● Amarillo (Dudoso): Tomé una decisión pero me sentí inseguro/a.
● Rojo (Indeciso/a): No pude tomar una decisión hoy.

♀ Reflexión:

¿Cómo afectó tomar una decisión mis niveles de ansiedad o estrés? ¿Qué noté en mi cuerpo o pensamientos antes, durante y después de elegir? ¿El acto de decidir me trajo alivio, arrepentimiento, claridad — o algo más?

....

....

....

....

....

DIA 16

Haciéndote Oír

🗨 Habilidad de Enfoque: Autodefensa

"Nuestras vidas empiezan a terminar el día que nos quedamos en silencio sobre las cosas que importan." — Martin Luther King Jr.

👤⬛ Identificación de Comportamientos Improductivos:

¿Por qué me cuesta tanto hacerme oír?

....

....

....

🔍 Sugerencia de Comportamientos a Señalar:

- Sentirse incómodo al pedir ayuda.
- Tener miedo de ser juzgado o malinterpretado.
- Preocuparse por parecer débil o incapaz.
- Suponer que los demás están muy ocupados para brindar apoyo.
- Minimizar las propias necesidades para no sentirse como una carga.

⬛ Mi Comportamiento a Señalar para Hoy

....

⬛ Actividad Sugerida (3 Pasos)

- Identifica una situación en la que necesites apoyo o claridad y planifica cómo expresarás tu necesidad (de manera clara y segura).
- Ensaya frente al espejo por lo menos 5 veces.
- Habla y pide lo que necesitas, y practica responderte a ti mismo/a.

■ Sistema de Evaluación

Califícate según la percepción obtenida:

- ● Verde (Defendí mi postura): Hablé y obtuve el apoyo que necesitaba.
- ● Amarillo (Planeé pero dudé): Planeé pero no me defendí completamente.
- ● Rojo (Silencioso/a): No hablé en absoluto.

♟ Reflexión:

¿Cómo afectó mi confianza o estrés el hecho de hablar por mí mismo/a? ¿Qué hizo más fácil hablar por mí —y qué me detuvo?

DIA 17

Del Dicho Al Hecho

🗨 **Habilidad de Enfoque: Establecimiento de Metas**

"La mejor manera de predecir tu futuro es crearlo." – Abraham Lincoln

👤⬛ **Identificación de Comportamientos Improductivos:**

"¿Qué hace difícil para mí crear un plan y seguirlo?"

....

....

....

🔍 **Sugerencia de Comportamientos a Señalar:**

- No estar seguro de cuáles deberían ser las metas.
- Preguntarse si es más fácil soñar que empezar realmente.
- Sentir que algo detiene dividir grandes sueños en pasos pequeños.
- Sentirse abrumado por las metas a largo plazo.
- Evitar establecer metas por miedo a no lograrlas.

⬛ **Mi Comportamiento a Señalar para Hoy**

....

⬛ **Actividad Sugerida (3 Pasos)**

- Escribe tres cosas que te importan (ej: educación, crecimiento personal, finanzas).
- Elige una y conviértela en una acción concreta para esta semana (ej: leer un capítulo de un libro sobre desarrollo personal).
- Reflexiona sobre cómo te sentiste después de hacerlo (ej: "Me sentí motivado/a y más enfocado/a").

■ Sistema de Evaluación

Califícate según la percepción obtenida:

● Verde (Acción Tomada): Hice progreso al completar un paso específico hacia mi meta (por ejemplo, me registré en la escuela o di el primer paso en la investigación).

● Amarillo (Planeado pero Dudé): Planeé tomar acción pero no seguí completamente (por ejemplo, pensé en registrarme pero no lo hice).

● Rojo (Sin Acción): No tomé ningún paso hacia mi meta hoy (por ejemplo, no investigué ni me registré en absoluto).

♀ Reflexión:

¿Qué influyó en mi capacidad para tomar acción hoy? ¿Me detuvo la falta de tiempo, pasos poco claros o sentirme abrumado/a? ¿Qué obstáculos o logros destacaron y cómo puede esa reflexión ayudarme a avanzar mañana?

DIA 18

Energía Emocional

● **Habilidad de Enfoque: Establecimiento de Metas**

"Nombrarlo para domarlo." – Dr. Dan Siegel

👤⬛ **Identificación de Comportamientos Improductivos:**

¿Qué emociones interfieren con el enfoque y la disciplina?

....

....

....

🔍 **Sugerencia de Comportamientos a Señalar:**

- Evitar tareas que provocan ansiedad o frustración.
- Pasar por alto las emociones sin nombrarlas.
- Sobrerreaccionar ante pequeños factores de estrés.
- Bloquearse o procrastinar al sentirse abrumado.
- Buscar consuelo rápido (por ejemplo, navegar por redes, picar comida) en lugar de enfrentar la incomodidad.

⬛ **Mi Comportamiento a Señalar para Hoy**

....

⬛ **Actividad Sugerida (3 Pasos)**

- Haz una pausa e identifica una emoción que sentiste hoy.
- Nómbrala usando la frase: "Me siento ___ porque ___."
- Elige una acción saludable (respiración profunda, estiramiento, escribir en el diario, pedir ayuda).

■ Sistema de Evaluación

Califícate según la percepción obtenida:

● Verde (Nombrado + Navegado): Identifiqué la emoción y respondí con cuidado.
● Amarillo (La Sentí, Luego Reaccioné): La noté pero no la redirigí.
● Rojo (Abrumado/a): Dejé que la emoción controlara el momento.

💡 Reflexión:

¿Qué emociones tienden a desviar mi enfoque? (por ejemplo, ansiedad, aburrimiento, frustración). ¿Cuál es mi respuesta habitual cuando siento esas emociones durante una tarea? ¿Qué me ayudó a mantenerme centrado/a o a reenfocarme cuando me sentí emocional?

....

....

....

....

....

DIA 19

Una Tarea, Un Enfoque

💬 Habilidad de Enfoque: Manejo de la Atención

"El guerrero exitoso es el hombre promedio, con un enfoque láser." – Bruce Lee

👤⬛ Identificación de Comportamientos Improductivos:

Qué hábitos interrumpen mi capacidad para enfocarme en una cosa a la vez?

....

....

....

🔍 Sugerencia de Comportamientos a Señalar:

- Hacer multitarea constantemente.
- Cambiar de ventanas en la computadora o de aplicaciones en el celular sin terminar lo que se está haciendo.
- Rara vez terminar algo antes de empezar otra cosa.
- Distraerse fácilmente y olvidar lo que se estaba haciendo originalmente.
- Empezar tareas impulsivamente, sin planificar ni priorizar.

⬛ Mi Comportamiento a Señalar para Hoy

....

⬛ Actividad Sugerida (3 Pasos)

- Elige una tarea para completar sin cambiar de actividad.
- Cierra o elimina todas las distracciones (ventanas, dispositivos, notificaciones).
- Pon un temporizador corto (10-15 minutos) y comprométete a mantenerte en la tarea hasta que termine.

■ Sistema de Evaluación

Califícate según la percepción obtenida:

● Verde (Me mantuve todo el tiempo): Resistí el impulso de hacer multitarea y me mantuve enfocado/a.
● Amarillo (Cambié brevemente): Cambié de tarea, pero volví rápidamente.
● Rojo (Salté de tarea en tarea): No pude mantenerme en una sola tarea.

♀ Reflexión:

¿Qué me ayudó o me dificultó mantener el enfoque? ¿Qué estaba sucediendo a mi alrededor cuando perdí el enfoque? ¿Qué pensamientos o emociones desviaron mi atención de la tarea?

DIA 20

Pausa Sabia

🗨 **Habilidad de Enfoque: Autocontrol de Impulso**

"Como ciudad sin murallas es quien no sabe dominarse." — Proverbios 25:28

👤⬛ **Identificación de Comportamientos Improductivos:**

"¿Cuáles son las reacciones impulsivas que más suelen aparecer en mí?"

....

....

....

🔍 **Sugerencia de Comportamientos a Señalar:**

• Interrumpir conversaciones.
• Hacer clic o deslizar la pantalla cuando se siente incomodidad.
• Tomar decisiones apresuradas de las que luego arrepentirse.
• Evitar conversaciones o temas difíciles.
• Reaccionar de forma impulsiva en lugar de tomarse un momento para pensar la respuesta.

⬛ **Mi Comportamiento a Señalar para Hoy**

....

⬛ **Actividad Sugerida (3 Pasos)**

• Elige un momento en el que suelas reaccionar impulsivamente.
• Practica una frase de pausa como: "Alto—Pausa—Decide" o "Respira—Evalúa—Actúa."
• Decide tu próximo paso después de la pausa—no durante el impulso.

46

■ Sistema de Evaluación

Califícate según la percepción obtenida:

- ● Verde (Pausé + Elegí): Me detuve y respondí con intención.
- ● Amarillo (Lo noté tarde): Me di cuenta, pero hice la pausa después del impulso.
- ● Rojo (Actué por impulso): No hice una pausa ni redirigí la reacción.

♀ Reflexión:

¿Qué me ayudó o me dificultó mantener el enfoque? ¿Qué estaba sucediendo a mi alrededor cuando perdí el enfoque? ¿Qué pensamientos o emociones desviaron mi atención de la tarea?

DIA 21

Revisión Semanal

🗨 Habilidad de Enfoque: Reflexión

"La reflexión convierte la experiencia en sabiduría." – John C. Maxwell

🚹⬛ Identificación de Comportamientos Improductivos:

¿En qué situaciones he notado que tiendo a resistirme a la reflexión?

....

....

....

🔍 Sugerencia de Comportamientos a Señalar:

- Me salto las revisiones porque me parecen poco importantes.
- Solo noto lo que salió mal.
- Reflexiono, pero no hago ajustes.
- Juzgo mi progreso en lugar de aprender de él.
- Paso por alto los logros sin reconocerlos.

⬛ Mi Comportamiento a Señalar para Hoy

....

⬛ Actividad Sugerida (3 Pasos)

- Escribe 3 cosas que salieron bien esta semana.
- Identifica 1 cosa que fue difícil o frustrante.
- Anota 1 cambio o estrategia que podrías probar la próxima semana.

■ Sistema de Evaluación

Califícate según la percepción obtenida:

- Verde (Revisión completa): Reflexioné y escribí las 3 partes.
- Amarillo (Esfuerzo parcial): Reflexioné pero omití alguna parte.
- Rojo (Lo omití): No hice la revisión hoy.

♀ Reflexión:

Qué reveló esta reflexión que no había notado antes? ¿Cómo puedo usar lo que descubrí para avanzar con más intención? ¿Qué patrón o hábito se repitió esta semana que merece atención?

....

....

....

....

....

DIA 22

Plan de Acción

🗨 **Habilidad de Enfoque: Manejo del Tiempo**
"Si no está en el calendario, no es real." – Marie Forleo

👤◼ **Identificación de Comportamientos Improductivos:**
"¿Qué me impide planificar de manera eficaz?"

....

....

🔍 **Sugerencia de Comportamientos a Señalar:**

- No asignar horarios a las tareas.
- Improvisar y olvidar cosas.
- Evitar planificar porque se siente rígido.
- Subestimar cuánto tiempo tomarán las cosas y atrasarse.
- Empezar tareas sin un orden o prioridad claros.

◼ **Mi Comportamiento a Señalar para Hoy**

....

◼ **Actividad Sugerida (3 Pasos)**

- Elige dos tareas importantes: una continua y otra para hoy o mañana.
- Selecciona una hora o varias horas específicas durante la semana para trabajar en una y completar la otra (no solo "en algún momento").
- Ponlo en tu calendario, agenda o alarma del teléfono.

■ Sistema de Evaluación

Califícate según la percepción obtenida:

- ● Verde (Planificado + Hecho): Lo programé y lo cumplí.
- ● Amarillo (Programado, Reajustado): Lo planifiqué, pero cambié la hora.
- ● Rojo (No Lo Hice): No lo programé ni lo llevé a cabo.

♀ Reflexión:

¿Cómo cambió mi sensación de control al programar el "cuándo"? ¿Qué se sintió más fácil una vez que le asigné una hora a mi tarea? ¿Qué tipo de resistencia apareció cuando intenté planificar con anticipación?

....

....

....

....

....

DIA 23

Chequeo de Autocompasión

🗨 **Habilidad de Enfoque: Regulación Emocional**

"La procrastinación no es pereza; es miedo. Llámalo por su nombre y perdónate."— Julia Cameron

🧍⬛ **Identificación de Comportamientos Improductivos:**

¿Cómo me trato cuando no alcanzo lo que esperaba?

....

....

....

🔍 **Sugerencia de Comportamientos a Señalar:**

- Llamarse perezoso(a) o malo(a) a uno mismo(a).
- Bloquearse o dejarse llevar por pensamientos negativos.
- Esforzarse más sin descanso ni compasión.
- Ignorar los límites hasta agotarse.
- Compararse con los demás y sentir que siempre se va atrasado(a).

⬛ **Mi Comportamiento a Señalar para Hoy**

....

⬛ **Actividad Sugerida (3 Pasos)**

- Identifica un momento en que te sentiste abrumado o fuera de rumbo.
- Practica decirte a ti mismo: "Está bien no tener todo resuelto."
- Haz una cosa amable por ti mismo (pausa, reinicia o pide ayuda).

■ Sistema de Evaluación

Califícate según la percepción obtenida:

- ● Verde (Respondí con amabilidad): Me hablé con gentileza y me ajusté.
- ● Amarillo (Algo de esfuerzo): Lo intenté, pero caí en la dureza.
- ● Rojo (Autocrítica): Me juzgué duramente y no me redirigí.

♀ Reflexión:

¿Qué cambia cuando me apoyo en lugar de criticarme? ¿Cómo suena mi voz interior cuando es amable? ¿De qué manera actúo diferente cuando creo que merezco paciencia?

....

....

....

....

....

DIA 24

Activadores y Transiciones

💬 Habilidad de Enfoque: Flexibilidad

"La vida es 10% lo que nos sucede y 90% cómo reaccionamos."
– Charles Swindoll

🧍⬛ Identificación de Comportamientos Improductivos:

¿Qué transiciones o activadores me sacan de mi camino?

....

....

....

🔍 Sugerencia de Comportamientos a Señalar:

- Resistir cambiar de tarea.
- Quedarse atascado después de interrupciones.
- No manejar bien las sorpresas.
- Perder impulso cuando los planes cambian.
- Necesitar tiempo extra para retomar cuando algo se descuadra.

⬛ Mi Comportamiento a Señalar para Hoy

....

⬛ Actividad Sugerida (3 Pasos)

- Elige una transición diaria que normalmente te cueste (como empezar la tarea o terminar el tiempo frente a la pantalla.
- Escoge una señal sencilla para marcar el cambio (como levantarte, respirar profundo o decir "Hora de reiniciar").
- Usa tu señal en el momento y observa cómo afecta tu enfoque o estado de ánimo.

■ Sistema de Evaluación

Califícate según la percepción obtenida:

- Verde (Usé la señal + hice bien la transición): Hice la transición con fluidez.
- Amarillo (Usé la señal, pero fue difícil): Lo intenté, pero fue complicado.
- Rojo (Sin señal ni transición): Me resistí o me quedé atascado.

💡 Reflexión:

¿Cómo afecta a mi ánimo o impulso prepararme para las transiciones? ¿Qué pasa cuando salto una rutina de transición? ¿Cuáles transiciones se sienten más fluidas y por qué?

....

....

....

....

....

DIA 25

DIA 25

Recompensa a tu Cerebro

🗨 **Habilidad de Enfoque: Motivación**

"Lo que se recompensa se repite." – B.F. Skinner

🧍⬛ **Identificación de Comportamientos Improductivos:**

¿De qué manera me reprimo de darme crédito o ánimo a mi mismo?

....

....

🔍 **Sugerencia de Comportamientos a Señalar:**

• Esperar grandes logros para celebrar.
• No premiar el esfuerzo, solo los resultados.
• Olvidar incluir diversión o placer.
• Minimizar los avances, incluso cuando se mejora.
• Pasar a la siguiente tarea sin reconocer lo que se acaba de hacer.

⬛ **Mi Comportamiento a Señalar para Hoy**

⬛ **Actividad Sugerida (3 Pasos)**

• Identifica una tarea o hábito significativo que quieras completar hoy.
• Elige una recompensa sencilla y saludable que realmente te motive (como escuchar tu podcast favorito, tomar un descanso corto o darte un pequeño gusto).
• Cumple dándote la recompensa justo después de terminar la tarea, sin demoras ni culpas.

■ Sistema de Evaluación

Califícate según la percepción obtenida:

- ● Verde (Tarea hecha + recompensa dada): Tarea completada + recompensa ganada.
- ● Amarillo (Tarea hecha, olvidé la recompensa): Sin recompensa, pero tarea realizada.
- ● Rojo (Salté la tarea o la recompensa): No cumplí.

♥ Reflexión:

¿Que recompensas realmente aumentan mi energía? ¿Cuándo me siento más satisfecho después de completar algo? ¿Cómo puedo incluir pequeñas recompensas sin sentir culpa o indulgencia?

DIA 26

Almacén de Ideas y Encargos

🗨 **Habilidad de Enfoque: Memoria de Trabajo**

"Tu cerebro es para tener ideas, no para retenerlas." – David Allen

🧍⬛ **Identificación de Comportamientos Improductivos:**

¿Qué hago en lugar de exteriorizar mis pensamientos?

....

....

🔍 **Sugerencia de Comportamientos a Señalar:**

- Intentar mantener todo en la cabeza.
- Olvidar las tareas constantemente.
- Hacer listas pero nunca revisarlas.
- Sentirse abrumado por intentar recordar todo.
- Retrasar las tareas por no poder llevar un control de todo.

⬛ **Mi Comportamiento a Señalar para Hoy**

⬛ **Actividad Sugerida (3 Pasos)**

- Pon un temporizador de 5 minutos.
- Vacía todo lo que tengas en la mente (tareas, preocupaciones, recordatorios) en un cuaderno o una app.
- Elige 3 cosas que te parezcan más importantes y haz un plan básico o una lista para atender esas 3.

◼ Sistema de Evaluación

Califícate según la percepción obtenida:

● Verde (Descargué + Prioricé): Descargué mi mente y hice un plan.
● Amarillo (Descargué pero no usé): Escribí cosas pero no actué.
● Rojo (No descargué): Me quedé con todo en la cabeza.

💡 Reflexión:

¿Qué cambió cuando lo escribí todo? ¿Cómo me sentí después de sacar las cosas de mi mente? ¿Qué hice diferente al tener un plan claro?

....

....

....

....

....

....

DIA 27

Decidido A Terminarlo

🗨 **Habilidad de Enfoque: Cumplimiento de Tarea**

"Hecho es mejor que perfecto." – Sheryl Sandberg

🧍⬛ **Identificación de Comportamientos Improductivos:**

¿Qué hábitos de perfeccionismo me han alejado de cruzar la línea final?

....

....

🔍 **Sugerencia de Comportamientos a Señalar:**

- Pasarse ajustando sin terminar.
- Evitar entregar o compartir el trabajo.
- Esperar hasta que algo se sienta "perfecto".
- Procrastinar cuando se siente inseguro o abrumado.
- Rehacer cosas innecesariamente, aunque ya estén lo suficientemente bien.

⬛ **Mi Comportamiento a Señalar para Hoy**

⬛ **Actividad Sugerida (3 Pasos)**

- Elige una tarea que has estado sobreeditando, sobrepensando o evitando.
- Decide cómo se ve una versión "suficientemente hecha" (establece una línea de meta clara).
- Complétala y dátela por terminada, aunque no sea perfecta.

■ Sistema de Evaluación

Califícate según la percepción obtenida:

● Verde (Terminé + Solté): Completé la tarea y acepté el resultado.
● Amarillo (Terminé, pero seguí ajustando): La hice, pero seguí retocando.
● Rojo (No terminé): Seguí posponiendo o perfeccionando.

♀ Reflexión:

¿Cómo se siente "hecho" comparado con "perfecto"? ¿Qué temo que pueda pasar si comparto algo que siento que está incompleto? ¿Qué significaría confiar en que "suficientemente bueno" realmente es suficiente?

....

....

....

....

....

DIA 28

Pronóstico Emocional

🗨 Habilidad de Enfoque: Regulación Emocional
"El momento para reparar el techo es cuando brilla el sol." – John F. Kennedy

🧍⬛ Identificación de Comportamientos Improductivos:
¿Qué hábitos de perfeccionismo me han alejado de cruzar la línea final?

....

....

....

🔍 Sugerencia de Comportamientos a Señalar:

- Ignorar las señales de estrés o cansancio.
- Asumir que se estará bien, y luego desplomarse.
- No planificar para los activadores emocionales.
- Desestimar la necesidad de descanso hasta que es demasiado tarde.
- Seguir adelante a pesar del malestar en lugar de atender la causa.

⬛ Mi Comportamiento a Señalar para Hoy

....

⬛ Actividad Sugerida (3 Pasos)
- Identifica una situación hoy que pueda ser emocionalmente difícil (conflicto, sobrecarga, baja energía).
- Escribe cómo esperas sentirte y cómo quieres responder.
- Prepara un plan de respaldo (por ejemplo, tomar un descanso, escribir en un diario, alejarte).

■ Sistema de Evaluación

Califícate según la percepción obtenida:

- ● Verde (Predije + Usé una estrategia): Pronostiqué y respondí intencionalmente.
- ● Amarillo (Parcialmente consciente): Noté pero no manejé bien.
- ● Rojo (Sorprendido): No me preparé ni reflexioné en absoluto.

💡 Reflexión:

¿Qué emociones es probable que encuentre y para las que puedo aprender a hacer espacio en lugar de evitar? ¿Cómo puedo responder a estas emociones de una manera que apoye el tipo de persona que quiero ser? ¿Qué valores pueden guiarme cuando aparezcan sentimientos difíciles?

....

....

....

....

....

DIA 29

Celebra el Esfuerzo

💬 **Habilidad de Enfoque: Cumplimiento de Tarea**

"No subes al nivel de tus metas, sino que caes al nivel de tus sistemas."
— James Clear

🚶⬛ **Identificación de Comportamientos Improductivos:**

¿Dónde, cuándo y cómo dejo de reconocer mi esfuerzo?

....

....

🔍 **Sugerencia de Comportamientos a Señalar:**

- Tender a reconocer el éxito solo cuando hay un gran resultado.
- Ser duro consigo mismo por pequeños errores.
- Olvidar reconocer el esfuerzo que se pone.
- No siempre notar los pequeños pasos que muestran un progreso real.
- Exigirse estándares poco realistas y llamarlo "motivación."

⬛ **Mi Comportamiento a Señalar para Hoy**

....

⬛ **Actividad Sugerida (3 Pasos)**
- Elige una cosa que intentaste hoy, aunque no haya salido perfectamente.
- Anota el esfuerzo que te tomó—sé honesto y específico.
- Di o escribe una frase de orgullo: "Estoy orgulloso de que ___."

◼ Sistema de Evaluación
Califícate según la percepción obtenida:

● Verde (Reconocí el esfuerzo + Sentí orgullo): Aprecié lo que hice.
● Amarillo (Lo escribí, pero no lo sentí): Lo intenté pero tuve dudas.
● Rojo (Lo ignoré): No valoré mi esfuerzo hoy.

♟ Reflexión:

¿Cómo puedo seguir reconociendo el progreso, incluso cuando parece pequeño o incompleto? ¿Estoy dando espacio para el crecimiento, o me estoy quedando atrapado en expectativas rígidas? ¿Cómo se ve honrar el proceso, no solo el resultado, en consonancia con mis valores?

....

....

....

....

....

DIA 30
La Identidad De Propósito

🗨 **Habilidad de Enfoque: Cumplimiento de Tarea**

"Cada acción que tomas es un voto por el tipo de persona en la que quieres convertirte." — Thomas Jefferson

🧍⬛ **Identificación de Comportamientos Improductivos:**

¿Dónde me resisto a creer en mi crecimiento?

....

....

🔍 **Sugerencia de Comportamientos a Señalar:**

- Haber estado diciendo "Simplemente no soy disciplinado."
- Concentrarse en los defectos, no en el cambio.
- No reconocer los nuevos hábitos.
- Minimizar las pequeñas victorias que muestran que se está creciendo.
- Definirse por patrones antiguos en lugar del esfuerzo actual.

⬛ **Mi Comportamiento a Señalar para Hoy**

⬛ **Actividad Sugerida (3 Pasos)**
- Escribe algunos "votos" que has dado por una identidad disciplinada este mes (hábitos pequeños, cambios, momentos).
- Crea una afirmación de identidad: "Soy alguien que ___."
- Elige una forma de reforzar esa identidad hoy.

■ Sistema de Evaluación

Califícate según la percepción obtenida:

● Verde (Identidad nombrada + reforzada): Afirmé y actué como "esa persona que soy."
● Amarillo (Reflexioné, pero sin acción): Lo pensé pero no lo llevé a cabo.
● Rojo (No reflexioné): Salté este paso.

♀ Reflexión:

Hoy, ¿cómo reflejaron mis acciones el tipo de persona que quiero ser? ¿De qué pequeñas maneras me acerqué a lo que realmente importa para mí? ¿Qué valores aparecieron en mis elecciones hoy y dónde podría querer realinearme con gentileza mañana?

....

....

....

....

....

....

Cuestionario de Desarrollo de Habilidades Ejecutivas

Este cuestionario evalúa el desarrollo de habilidades ejecutivas como planificación, toma de decisiones, control de impulsos y conducta orientada a metas, todas clave para gestionar tareas, emociones y el éxito a largo plazo. Responde según tu experiencia; no hay respuestas correctas o incorrectas.

Nota: Este no es una herramienta diagnóstica, sino una guía para ayudarte a identificar áreas en las que enfocarte en este diario.

Instrucciones:

Para cada declaración, califica con qué frecuencia experimentas el comportamiento o sentimiento descrito en una escala del 1 al 5:

- 1 = Nunca
- 2 = Rara vez
- 3 = A veces
- 4 = Frecuentemente
- 5 = Siempre

Después de completar todo el cuestionario, calcula la puntuación total para cada área de habilidad y una puntuación general de funcionamiento ejecutivo. Puntuaciones más altas indican un mejor desarrollo de esa área de habilidad.

I. Planificación y Organización

Las habilidades de planificación y organización te ayudan a gestionar el tiempo de manera efectiva, establecer metas y desglosar tareas en pasos manejables. Son esenciales para mantener el enfoque y cumplir con los plazos.

1. Creo planes detallados para completar tareas y los sigo.
2. Consistentemente establezco metas claras y alcanzables para mí mismo/a.
3. Utilizo herramientas como planificadores, calendarios o recordatorios digitales para mantenerme organizado/a.
4. Priorizo las tareas según su urgencia e importancia.
5. Puedo desglosar proyectos grandes en pasos más pequeños y manejables.
6. Me mantengo organizado/a y puedo gestionar múltiples tareas simultáneamente.
7. Creo y organizo espacios que facilitan mi enfoque y productividad..
8. Reviso regularmente mi progreso hacia las metas y los plazos.

Subtotal de Planificación y Organización:

Total: (suma de las puntuaciones de los ítems 1-8)

II. Autorregulación y Control de Impulsos

La autorregulación y el control de impulsos implican la capacidad de gestionar tus emociones, resistir distracciones y tomar decisiones reflexivas. Esta habilidad te ayuda a mantenerte enfocado/a en metas a largo plazo y evitar reaccionar impulsivamente.

1. Me mantengo calmado/a en situaciones estresantes y evito reaccionar impulsivamente.
2. Resisto las tentaciones y me mantengo enfocado/a en mis metas a largo plazo.
3. Pienso antes de reaccionar en situaciones cargadas emocionalmente.
4. Soy capaz de posponer la gratificación inmediata para lograr una meta mayor.
5. Manejo la frustración sin que afecte mi comportamiento.
6. Me tomo un momento para hacer una pausa y reflexionar antes de tomar decisiones importantes.
7. Me mantengo enfocado/a en las tareas, incluso cuando me siento distraído/a o ansioso/a.
8. Soy capaz de mantener el autocontrol cuando enfrento emociones desafiantes.

Subtotal de Autorregulación y Control de Impulsos:

Total: (suma de las puntuaciones de los ítems 1-8)

III. Memoria de Trabajo

La memoria de trabajo te permite retener y manipular información en tu mente durante cortos períodos de tiempo, lo cual es esencial para la toma de decisiones complejas, la multitarea y la resolución de problemas.

1. Puedo recordar instrucciones o direcciones sin necesidad de verificarlas nuevamente.
2. Puedo hacer seguimiento de múltiples piezas de información al mismo tiempo.
3. Puedo recordar detalles de conversaciones o experiencias pasadas cuando los necesito.
4. Utilizo estrategias para ayudarme a recordar información importante (por ejemplo, repitiéndola para mí mismo/a).
5. Puedo recordar los puntos principales de reuniones o discusiones sin tomar notas.
6. Puedo manejar varias tareas a la vez sin olvidar detalles clave.
7. Puedo retener información hasta resolver un problema o completar una tarea.
8. Recuerdo rápidamente la información necesaria cuando la necesito.

Subtotal de Memoria de Trabajo:

Total: (suma de las puntuaciones de los ítems 1-8)

IV. Flexibilidad Cognitiva

La flexibilidad cognitiva es la capacidad de adaptar tu pensamiento y comportamiento cuando te enfrentas a nueva información, desafíos o cambios. Te permite cambiar fácilmente entre tareas o perspectivas.

1. Puedo cambiar fácilmente entre tareas sin perder el enfoque.
2. Me siento cómodo/a ajustando mis planes o estrategias si surgen eventos inesperados.
3. Soy capaz de considerar múltiples perspectivas al resolver un problema.
4. Puedo dejar de lado pensamientos o estrategias que no son útiles y probar nuevos enfoques.
5. Me resulta fácil adaptarme a cambios en la rutina o los planes.
6. Puedo cambiar mi forma de pensar rápidamente cuando encuentro nueva información.
7. Abordo los problemas con una mente abierta y estoy dispuesto/a a experimentar con diferentes soluciones.
8. No me quedo atascado/a en una única forma de pensar y puedo cambiar mi enfoque cuando es necesario.

Subtotal de Flexibilidad Cognitiva:

Total: (suma de las puntuaciones de los ítems 1-8)

V. Regulación Emocional

La regulación emocional implica la capacidad de entender y gestionar tus emociones de manera saludable, especialmente durante el estrés o los conflictos. Te ayuda a mantener la compostura y tomar decisiones reflexivas.

1. Puedo identificar y nombrar mis emociones a medida que surgen.
2. Soy capaz de mantener la calma y la compostura en situaciones estresantes o frustrantes.
3. Puedo gestionar mis emociones sin dejar que afecten mi comportamiento.
4. Utilizo estrategias de afrontamiento (por ejemplo, respiración profunda, conciencia plena) para calmarme.
5. Puedo mantenerme enfocado/a en mis tareas incluso cuando me siento ansioso/a o molesto/a.
6. Comunico mis emociones de manera clara a los demás sin ponerme a la defensiva o ser excesivamente emocional.
7. Me recupero rápidamente de los contratiempos y no dejo que las emociones negativas interfieran con mi progreso.
8. Reconozco cuando estoy abrumado/a y tomo medidas para calmarme.

Subtotal de Regulación Emocional:

Total: (suma de las puntuaciones de los ítems 1-8)

VI. Toma de Decisiones y Resolución de Problemas

La toma de decisiones y la resolución de problemas implican evaluar opciones, sopesar pros y contras, y elegir el mejor curso de acción. Estas te ayudan a encontrar soluciones creativas cuando enfrentas desafíos.

1. Sopesé varias opciones antes de tomar decisiones.
2. Considero tanto las consecuencias a corto como a largo plazo al tomar decisiones.
3. Me siento confiado/a en mi capacidad para resolver problemas, incluso cuando son complejos.
4. Desgloso los problemas en partes manejables para encontrar soluciones.
5. Busco retroalimentación de los demás cuando tomo decisiones importantes.
6. Utilizo el pensamiento crítico para evaluar la información disponible.
7. Confío en mi juicio al tomar decisiones, incluso bajo presión.
8. Abordo los problemas, enfocándome en encontrar soluciones.

Subtotal de Toma de Decisiones y Resolución de Problemas:

Total: (suma de las puntuaciones de los ítems 1-8)

VII. Establecimiento y Logro de Metas

El establecimiento y logro de metas implica identificar objetivos significativos, desglosarlos en pasos accionables y trabajar hacia ellos de manera persistente. Esta habilidad te ayuda a mantener la motivación y hacer un seguimiento de tu progreso.

1. Establezco metas claras y medibles para mí mismo/a tanto en el ámbito personal como profesional.
2. Desgloso las metas más grandes en pasos más pequeños y alcanzables.
3. Reviso regularmente mis metas para asegurarme de que me mantengo en el camino.
4. Me mantengo enfocado/a en mis metas, incluso cuando enfrento desafíos.
5. Celebro los pequeños logros en el camino hacia el alcance de mis metas.
6. Persisto y sigo trabajando hacia mis metas, incluso cuando el progreso es lento.
7. Ajusto mis metas cuando es necesario para mantenerlas realistas y alcanzables.
8. Utilizo los contratiempos como experiencias de aprendizaje y no dejo que desvíen mi progreso.

Subtotal de Establecimiento y Logro de Metas:
Total: (suma de las puntuaciones de los ítems 1-8)

VIII. Atención y Enfoque

La atención y el enfoque son esenciales para mantener la concentración en las tareas durante un largo período, especialmente cuando hay distracciones. Esta habilidad te ayuda a mantenerte productivo/a y completar las tareas de manera eficiente.

1. Puedo mantener el enfoque en una tarea durante largos períodos sin distraerme.
2. Utilizo estrategias (por ejemplo, bloqueos de tiempo, minimizar distracciones) para mantenerme enfocado/a.
3. Evito hacer multitareas y me concentro en una tarea a la vez.
4. Puedo mantener mi atención en tareas complejas sin perder el rumbo.
5. Me doy cuenta cuando mi atención empieza a desviarse y me vuelvo a enfocar rápidamente.
6. Consistentemente completo las tareas de manera oportuna.
7. Puedo bloquear distracciones externas (por ejemplo, ruido, interrupciones) cuando trabajo en tareas importantes.
8. Me siento confiado/a en mi capacidad para mantenerme enfocado/a hasta completar la tarea.

Subtotal de Atención y Enfoque:
Total: (suma de las puntuaciones de los ítems 1-8)

Interpretación de los Puntajes por Subhabilidad

Cada área de habilidad tiene un rango diferente basado en las respuestas a sus puntos individuales. A continuación, se indica cómo interpretar los puntajes:

1. Planificación y Organización:
- 8–16 (Inicial): Dificultad para establecer y organizar metas; puede necesitar estructura y herramientas para mejorar.
- 17–24 (En desarrollo): Habilidades básicas de organización presentes, pero sería útil practicar más la planificación y priorización.
- 25–32 (Competente): Buenas habilidades para organizar tareas, establecer metas y gestionar el tiempo de manera efectiva.
- 33–40 (Avanzado): Habilidades organizativas altamente desarrolladas; capaz de manejar tareas complejas y priorizar eficazmente.

2. Autorregulación y Control de Impulsos:
- 8–16 (Inicial): Puede tener dificultades para controlar emociones e impulsos en situaciones estresantes.
- 17–24 (En desarrollo): Muestra cierta capacidad para regular impulsos y emociones, pero necesita más práctica bajo presión.
- 25–32 (Competente): Capaz de mantener la calma y pensar antes de reaccionar, incluso en situaciones difíciles.
- 33–40 (Avanzado): Excelente autorregulación; mantiene la compostura, gestiona bien el estrés y puede retrasar la gratificación de forma constante.

3. Memoria de Trabajo:
- 8–16 (Inicial): Dificultad para retener y recordar información; puede necesitar estrategias para mejorar la memoria.
- 17–24 (En desarrollo): Puede retener cierta información, pero puede olvidar detalles bajo presión.
- 25–32 (Competente): Capaz de recordar y manejar información de manera efectiva, incluso al realizar múltiples tareas.
- 33–40 (Avanzado): Excelente retención de memoria; maneja información compleja y recuerda detalles con facilidad.

4. Flexibilidad Cognitiva:

- 8–16 (Inicial): Dificultad para adaptarse a los cambios; tiende a fijarse en un solo enfoque.
- 17–24 (En desarrollo): Puede adaptarse a los cambios, pero le resulta difícil en situaciones desconocidas o estresantes.
- 25–32 (Competente): Capaz de cambiar entre tareas y perspectivas de manera efectiva.
- 33–40 (Avanzado): Alta flexibilidad; puede cambiar de enfoque con facilidad y manejar situaciones inesperadas con confianza.

5. Regulación Emocional:

- 8–16 (Inicial): Dificultad para gestionar las emociones; propenso/a a estallidos emocionales o frustración.
- 17–24 (En desarrollo): Puede regular las emociones en algunas situaciones, pero tiene dificultades en situaciones muy estresantes.
- 25–32 (Competente): Maneja bien las emociones y se mantiene calmado/a durante los desafíos.
- 33–40 (Avanzado): Fuerte regulación emocional; permanece equilibrado/a incluso en situaciones emocionalmente intensas.

6. Toma de Decisiones y Resolución de Problemas:

- 8–16 (Inicial): Dificultad para tomar decisiones; puede evitar la resolución de problemas o sentirse abrumado/a por las opciones.
- 17–24 (En desarrollo): Capaz de tomar decisiones básicas, pero puede tener dificultades con decisiones más complejas o de alto riesgo.
- 25–32 (Competente): Confiado/a en la toma de decisiones y la resolución de problemas de manera efectiva.
- 33–40 (Avanzado): Habilidades altamente efectivas de toma de decisiones y resolución de problemas; capaz de analizar situaciones complejas y elegir el mejor curso de acción.

7. Establecimiento y Logro de Metas:

- 8–16 (Inicial): Dificultad para establecer metas claras o seguir los planes.
- 17–24 (En desarrollo): Establece metas, pero puede tener dificultades con la consistencia o el seguimiento del progreso.
- 25–32 (Competente): Buenas habilidades para establecer metas; realiza un seguimiento regular del progreso y hace ajustes cuando es necesario.
- 33–40 (Avanzado): Establecedor/a de metas altamente efectivo/a; logra consistentemente sus metas y se adapta a las circunstancias cambiantes.

8. Atención y Enfoque:

- 8–16 (Inicial): Frecuentemente distraído/a; tiene dificultades para mantener el enfoque durante períodos largos.
- 17–24 (En desarrollo): Puede mantener el enfoque, pero puede distraerse en ciertos entornos o tareas.
- 25–32 (Competente): Capaz de enfocarse en tareas durante períodos largos y gestionar bien las distracciones.
- 33–40 (Avanzado): Excelente atención y enfoque; permanece completamente involucrado/a con las tareas incluso en entornos con muchas distracciones.

¡Felicidades! 🎉

Has completado tu viaje de 30 días hacia la autodisciplina — construido sobre pequeñas victorias y autocompasión.

Esto no se trataba de la perfección, sino de presentarte, notar tus hábitos y tomar decisiones alineadas con quien estás llegando a ser.

🌱 ¿Y ahora qué?

- Revisa el diario. Sigue usando tus frases favoritas o cámbialas según lo necesites.
- Hazlo personal. Crea tus propias preguntas, como:
  - "¿Qué es lo que más me enorgullece hoy?"
  - "¿Dónde me apoyé a mí mismo/a?"
- Usa lo que funcionó. Mantente con las herramientas o hábitos que más te ayudaron.
- Observa los patrones antiguos. Es posible que surja el pensamiento de "todo o nada", pero eso es normal. Responde con paciencia.
- Si te saltas un día, no te preocupes. Puedes recomenzar cuando lo desees. O, si prefieres, graba un diario de audio o haz notas de voz. No hay una regla fija, lo importante es que adaptes lo que funcione mejor para ti.

Has estado presente contigo mismo/a durante estos 30 días, no para ser perfecto/a, sino para crecer con intención. Cada pequeño paso que diste fue una forma de honrar tus valores y acercarte a la persona en la que te estás convirtiendo. Recuerda: la autodisciplina no es rigidez, es el acto valiente de volver — una y otra vez — a lo que realmente importa. Este diario no es una lista de tareas, es un espacio al que siempre puedes regresar. Cuando la vida se desordene, cuando te sientas desconectado/a, vuelve aquí. Vuelve con más claridad, más compasión y más conciencia. No estás empezando de nuevo: estás avanzando, y eso ya es un logro enorme.

🚀 Sigue adelante. Sigue volviendo. Sigue creciendo. ✳

www.ingramcontent.com/pod-product-compliance
Lightning Source LLC
Chambersburg PA
CBHW081421270326
41931CB00015B/3360